生物技术科普绘本
人体免疫学卷

人体王国保卫战

新叶的神奇之旅 III

中国生物技术发展中心　编著

科学顾问　王福生

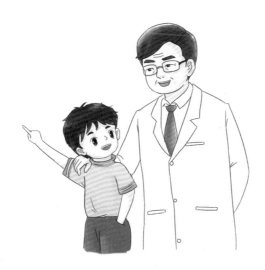

科学普及出版社

·北京·

新叶的小伙伴

昵　称：小小

学　名：拟杆菌

特　征：生活在肠道中的正常菌群，与人体共生，但不会导致人体生病。它们数量庞大，能帮助胃肠上皮细胞生成有利于人体生长代谢的维生素等营养物质。它们能与人体共同维护胃肠道的稳定。

小·丑八怪们

昵　　称：**闹闹**

学　　名：幽门螺杆菌

致病特性：它是胃肠道的入侵者和破坏
者，专门破坏"胃肠道建筑
墙体"的完整性，可以引发
消化道溃疡。

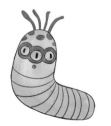

昵　　称：**白血小恶魔**

学　　名：白血病细胞

分　　布：最常分布于骨髓、血液系
统，也可以出现在人体各
个器官中

致病特性：它是造血干细胞的变异体，不按规律变
化，失去了造血干细胞原来的功能，还
会影响正常造血干细胞发挥功能。它能
游走于人体的各个器官，是一个破坏王。

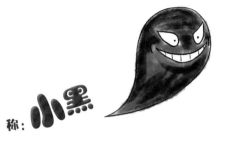

昵　　称：**小黑**

学　　名：体外危险因素

致病特性：通过复杂的机制打破机体的免疫
平衡，诱发自身免疫性疾病。

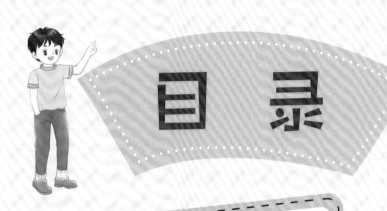

目 录

胃肠道城墙的守护者   01

移植后的免疫排斥   11

肆意繁衍的白血病细胞   21

一个没有活力的王国   35

自身免疫之殇   45

胃肠道城墙的守护者

文 / 张纪元　夏　鹏

图 / 赵义文　纪小红

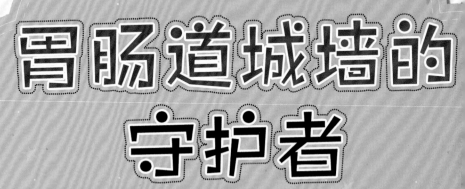

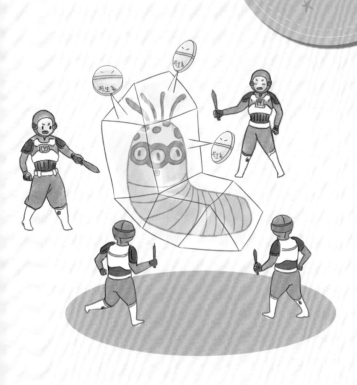

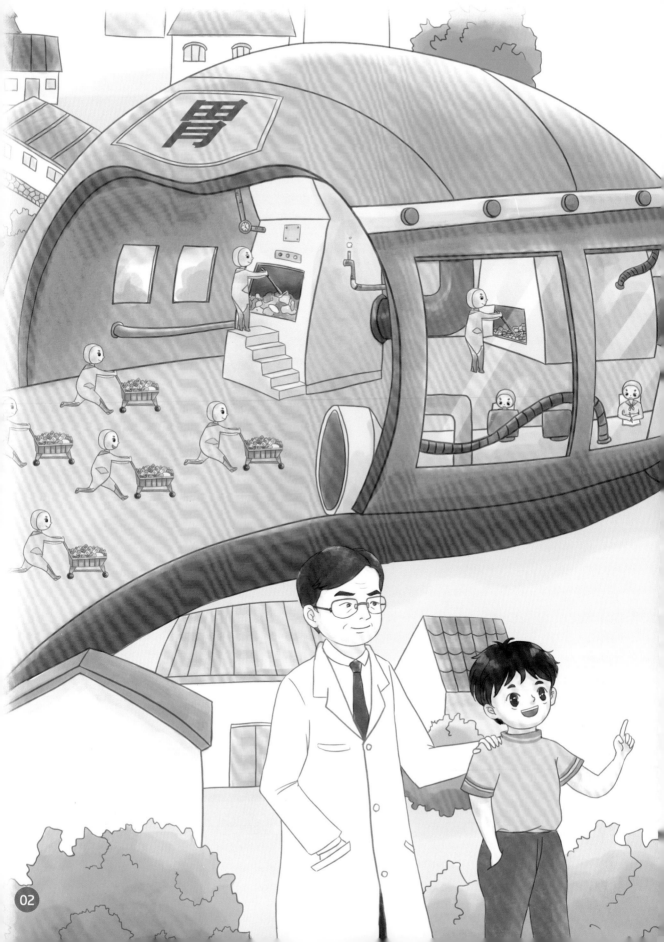

正常菌群能把人体本来不能消化的纤维素和果胶等物质，降解成能被人体吸收的物质，还可以分泌人体生长发育所必需的代谢产物，如维生素 B_{12}（VB_{12}）。

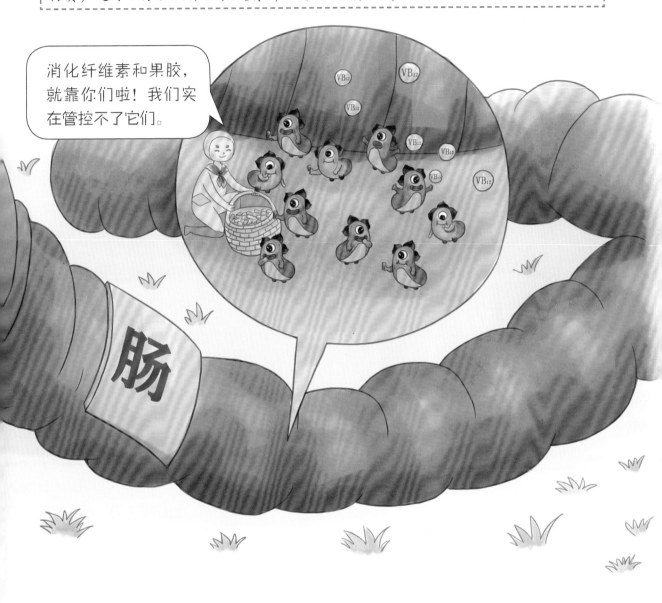

消化纤维素和果胶，就靠你们啦！我们实在管控不了它们。

新　叶：王教授，我们吃下去的食物是怎么被消化和吸收的呀？

王教授：人吃下去的食物经过食管进入胃，在胃里被初步消化，再到小肠里被进一步消化和吸收，然后为人体提供营养物质。

新　叶：那些细菌和组织细胞配合得也很好呀。

王教授：是呀，它们与人体互利共生。人体为它们提供生存所必需的营养物质，而细菌也可以帮助人体生产一些食物中没有的营养物质。

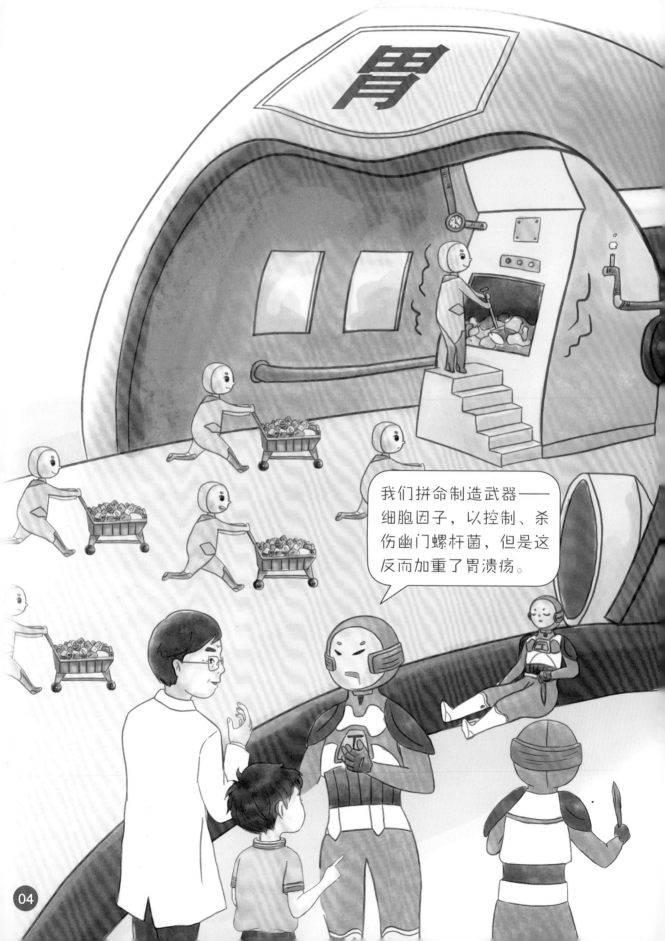

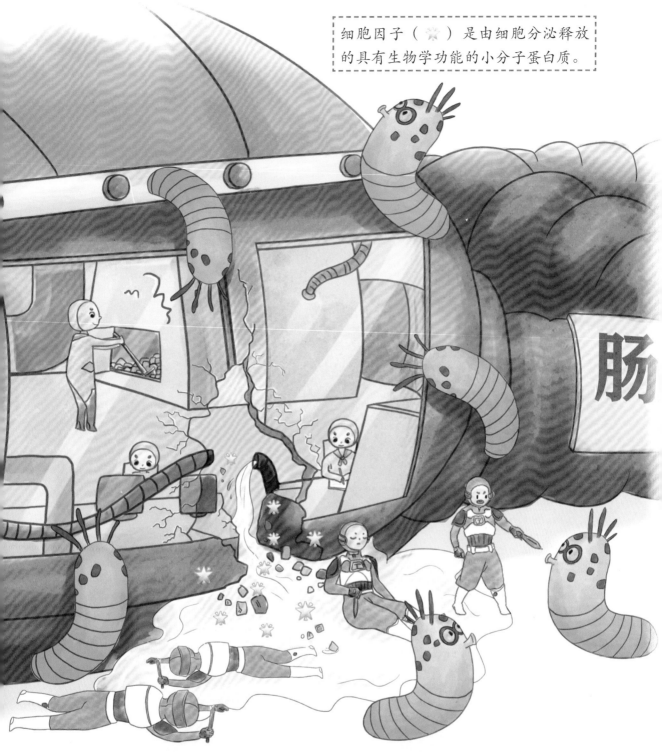

细胞因子（✦）是由细胞分泌释放的具有生物学功能的小分子蛋白质。

新　叶：王教授，人体王国的胃肠道怎么会变成这样呀？像被火烧了一样。

王教授：那是胃溃疡，主要是由胃肠道中混入幽门螺杆菌引起的。

新　叶：那这些幽门螺杆菌是怎么混入胃肠道的？

王教授：这与人的饮食卫生习惯有关系，病从口入嘛。

新　叶：看来良好的卫生习惯对保持身体健康很重要啊！

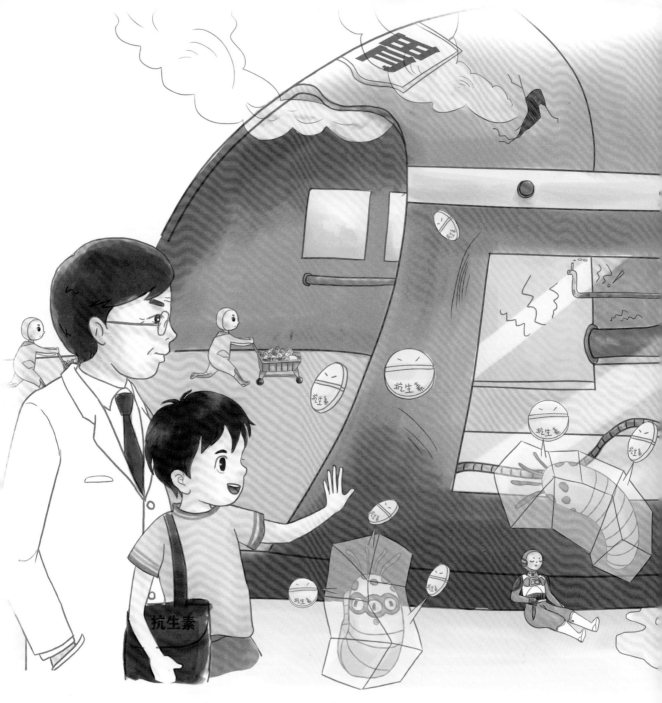

新　叶：这抗生素大军来得还真是及时。如果让这些有害的幽门螺杆菌持续破坏
下去，还不知道胃肠道会被糟蹋成什么样子呢！

王教授：是啊，不能让这些幽门螺杆菌在胃肠道持续感染下去，慢性的幽门螺杆
菌感染有可能会导致胃肠道发生癌变。那对人体王国来说，简直就是毁
灭性的灾难。

新　叶：真是太感谢抗生素这支"救火"大军了！既救了眼前的小溃疡，又防止
后期出现癌症。

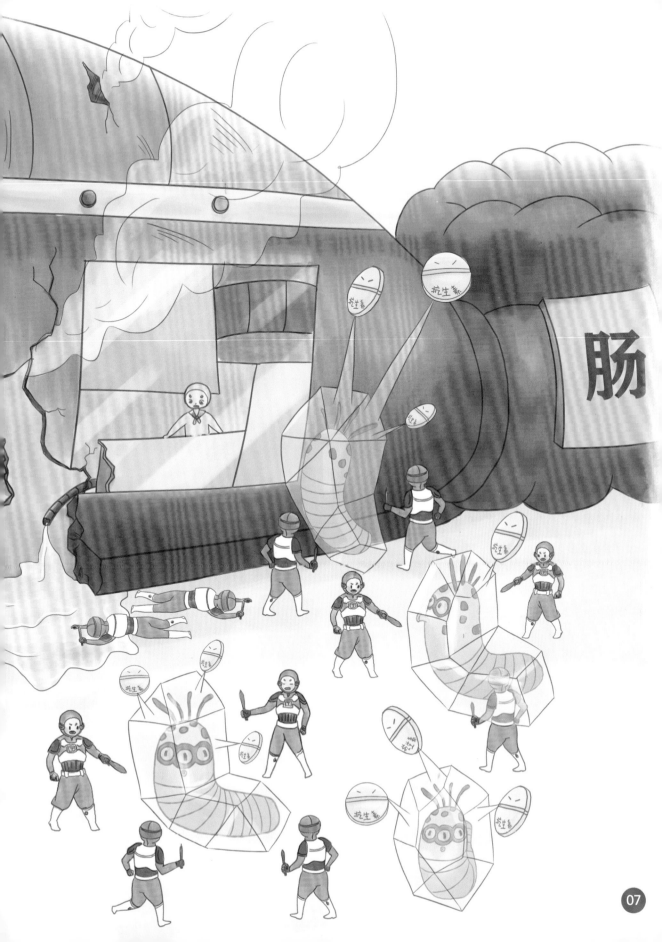

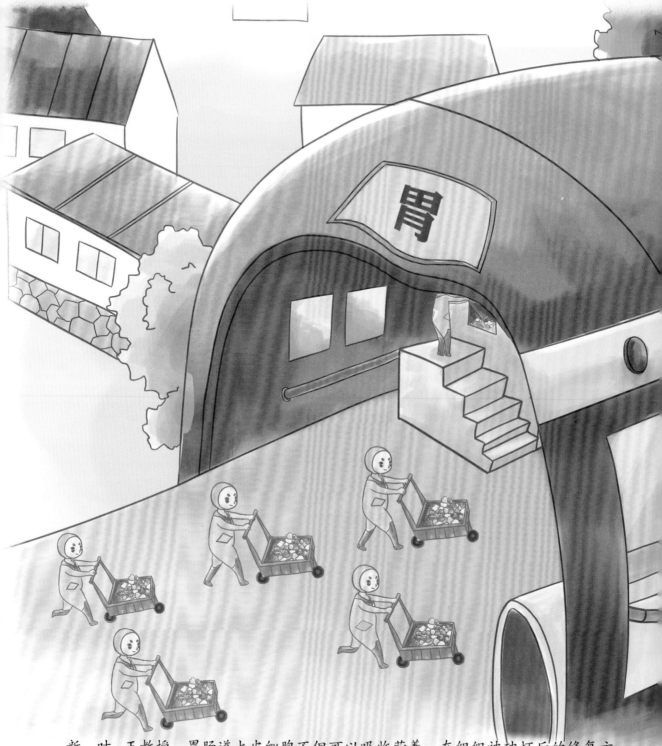

新　叶：王教授，胃肠道上皮细胞不但可以吸收营养，在组织被破坏后的修复方面怎么也这么厉害？

王教授：这和胃肠道本身的结构和代谢特点密切相关。胃肠道每隔三到五天就会将其上皮细胞完整地更新一遍。

新　叶：哦，怪不得胃肠道的修复能力这么强！原来是因为它们平时就在不断地更新啊。

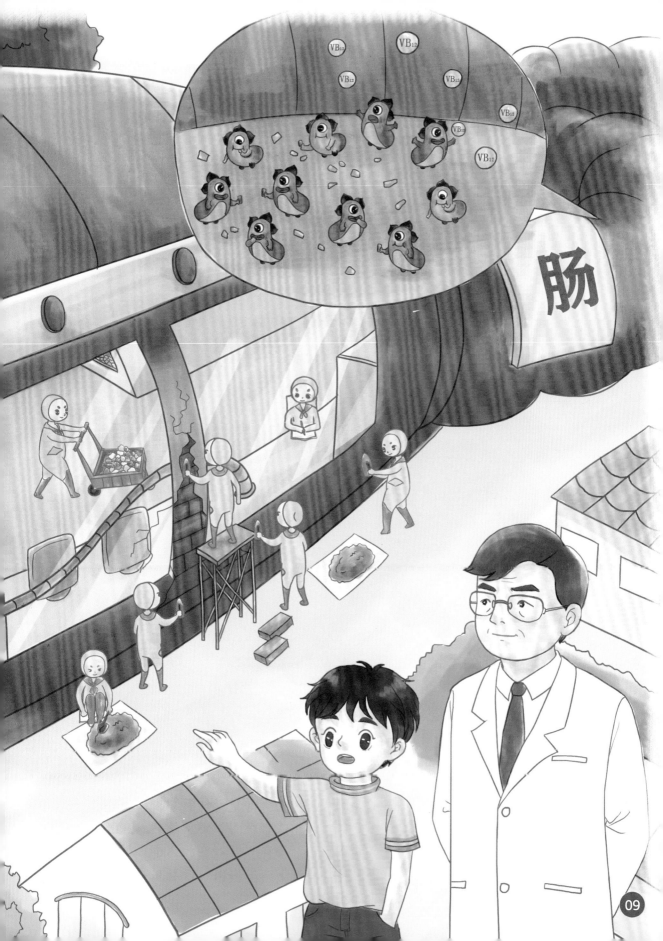

在人体中, 肠道毫无疑问是最大的免疫器官。

首先, 肠道黏膜作为表面积最大的黏膜组织参与日常食物的消化和吸收, 也会最大限度地接触食物中各种各样的抗原。所以肠道不仅是人体的第一道防线, 也是人体最大的免疫器官。

其次, 肠道中聚集了人体组织中数量和种类最多的免疫细胞, 人体中将近40%的淋巴细胞定居在肠道中。

最后, 肠道中栖息着将近10^{14}个正常菌群, 是人体细胞总数的10倍以上。这些分布于肠道的正常菌群与肠道免疫细胞可发生广泛而复杂的免疫反应, 共同维持着人体免疫系统的稳定。

科普
小课堂

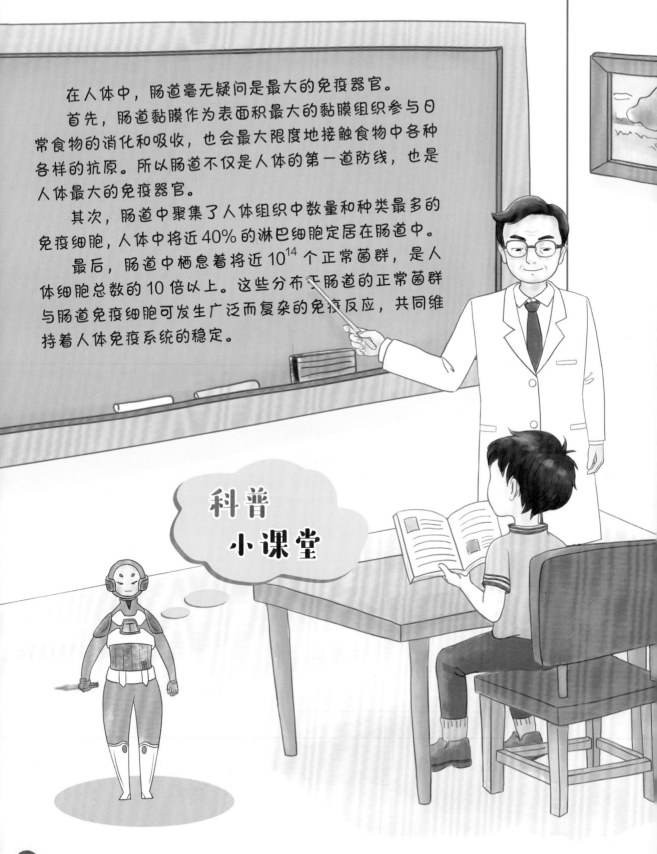

移植后的免疫排斥

文 / 吴逢英

图 / 赵义文　纪小红

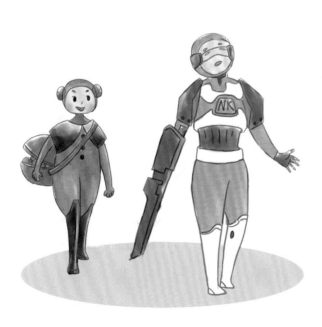

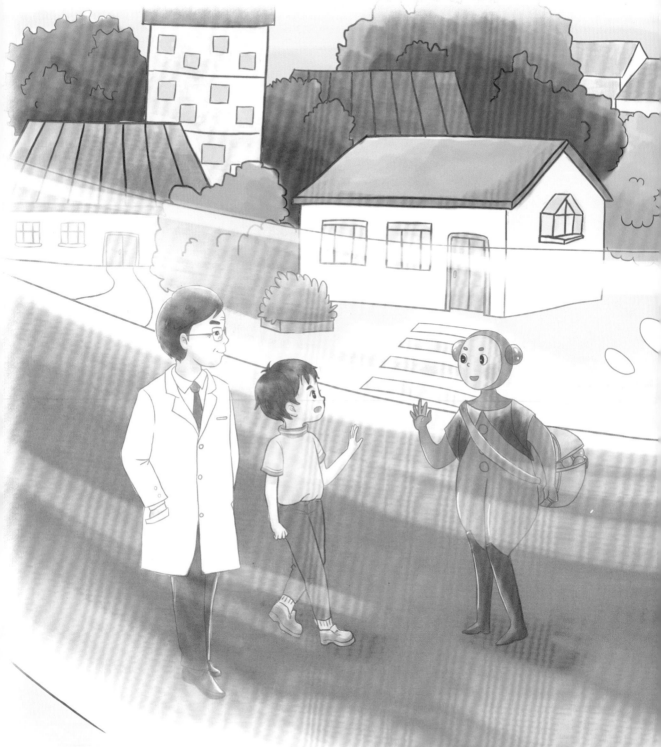

新　叶：小喵，你这是要到哪里去呀？

小　喵：我现在准备把氧气运送到肾脏去，之前我们王国里的肾脏因为受到病原
　　　　体的攻击，不能正常工作了，血管里堆满了垃圾。为了解决这个问题，
　　　　医生刚给我们的王国换了一个新的肾脏。我也顺便参观一下我们的新肾
　　　　脏，听说搬来了不少新朋友呢！

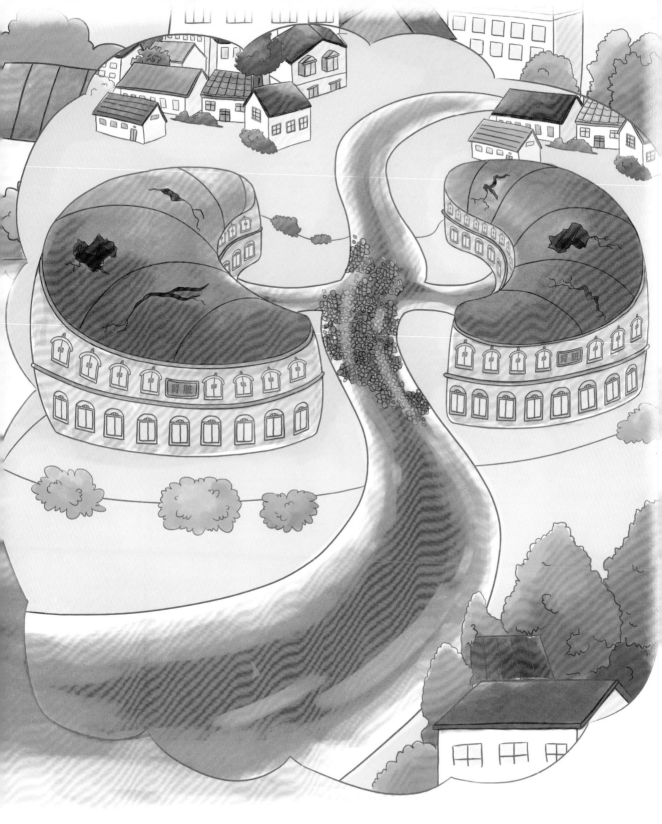

新　叶：哇，那肯定很有趣，我能跟你一起去吗？

小　喵：可以呀，我们一起走吧！

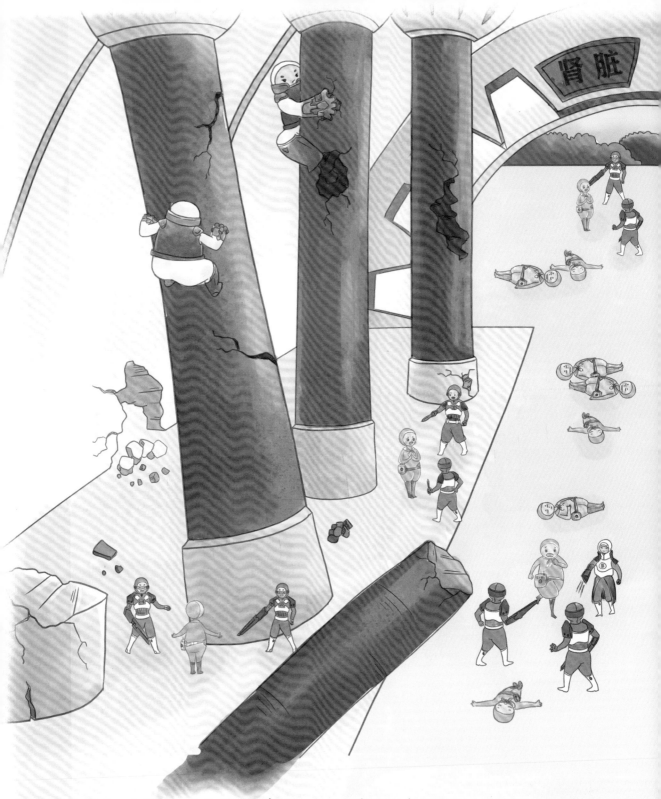

小　喵：王教授，这是怎么回事呢？新邻居来了，我们应该欢迎呀？

王教授：免疫细胞战士是具有领地意识的细胞，它们会对所有细胞进行身份识别。肾脏新居民携带着红色信号器，被免疫细胞战士认定为"外来居民入侵者"后进一步攻击。

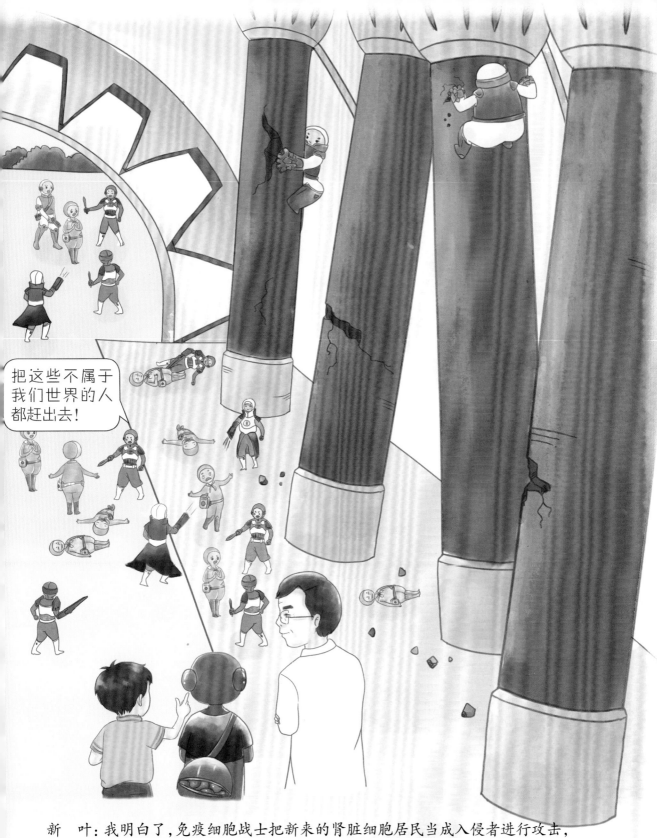

新　叶：我明白了，免疫细胞战士把新来的肾脏细胞居民当成入侵者进行攻击，所以就造成了现在这个样子。

小　喵：这样一直打下去，人体王国就乱套了呀！

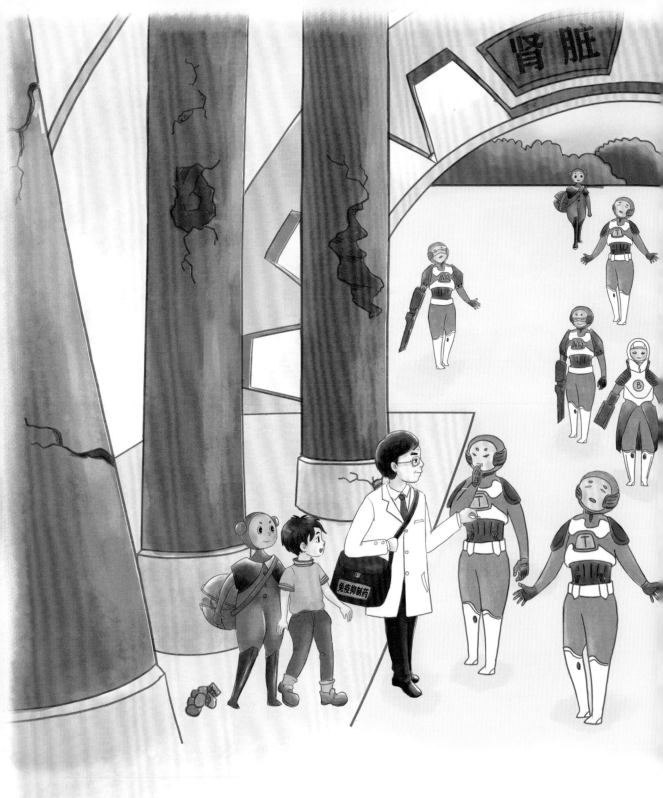

王教授：你们看，当人体服用一些免疫抑制药物后，就可以阻止免疫细胞战士对新来的肾脏细胞居民朋友的攻击。

新　叶：免疫抑制药物太神奇了，它是怎么办到的呢？

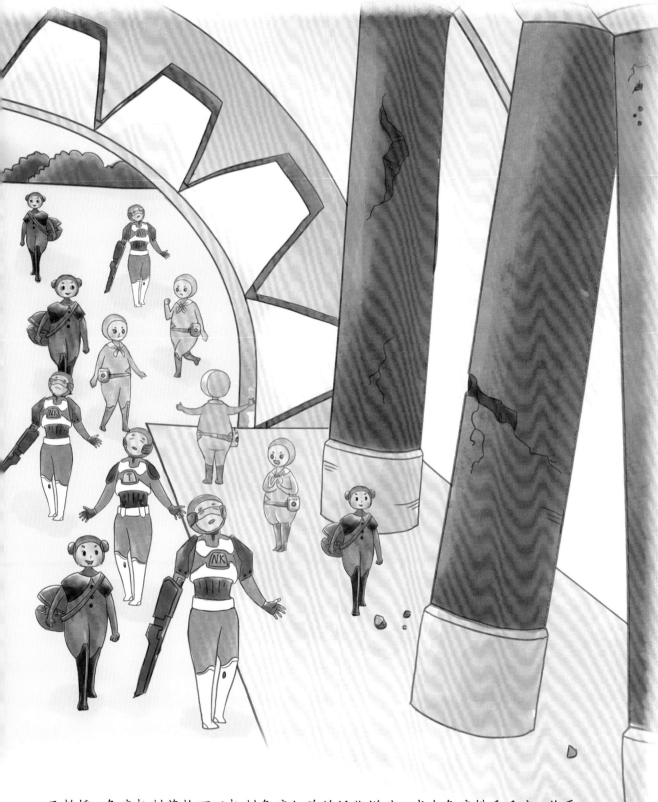

王教授：免疫抑制药物可以抑制免疫细胞的活化增殖，减少免疫排斥反应。你看，
免疫细胞战士已经停止了对新来的肾脏细胞居民的攻击。

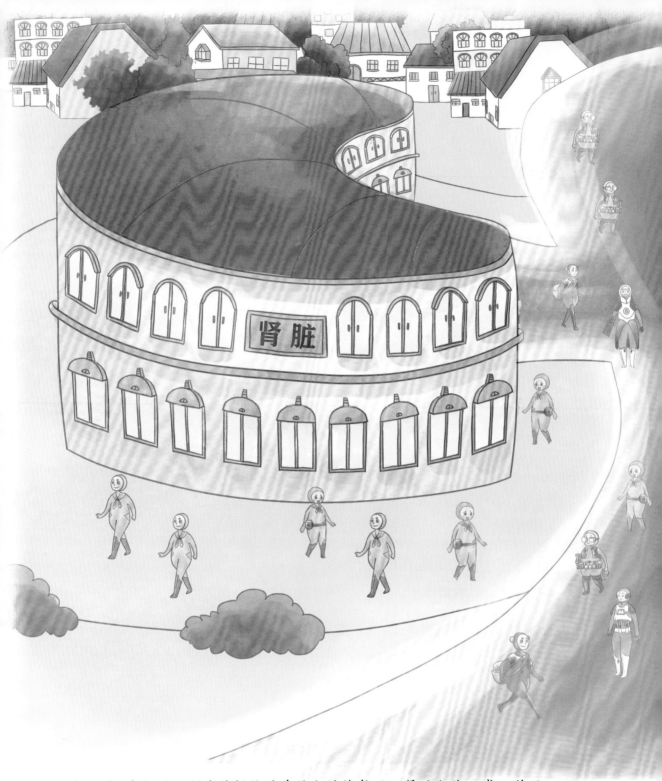

小　喵：太好了，那些被损伤的建筑也被修复了，肾脏也能正常工作了！

王教授：虽然免疫细胞战士与新居民相互斗争的时候，会对全新的肾脏建筑产生破坏，但是人体王国有自我调节能力，过一段时间，这座新建筑会被完全修复。

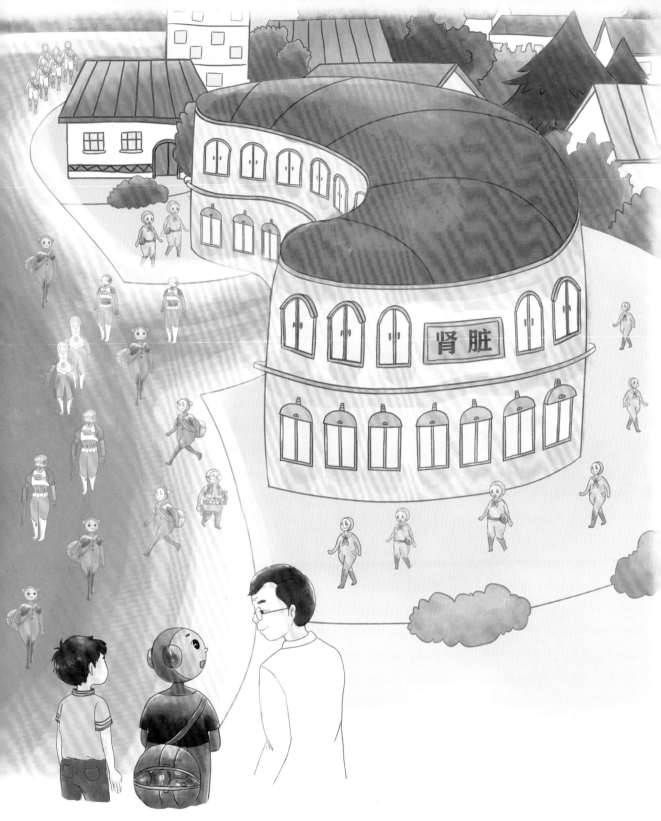

小　喵：到时候，我们就可以和新邻居和睦相处，共同负责肾脏的运转，再也不怕血管通路里面堆满垃圾了。

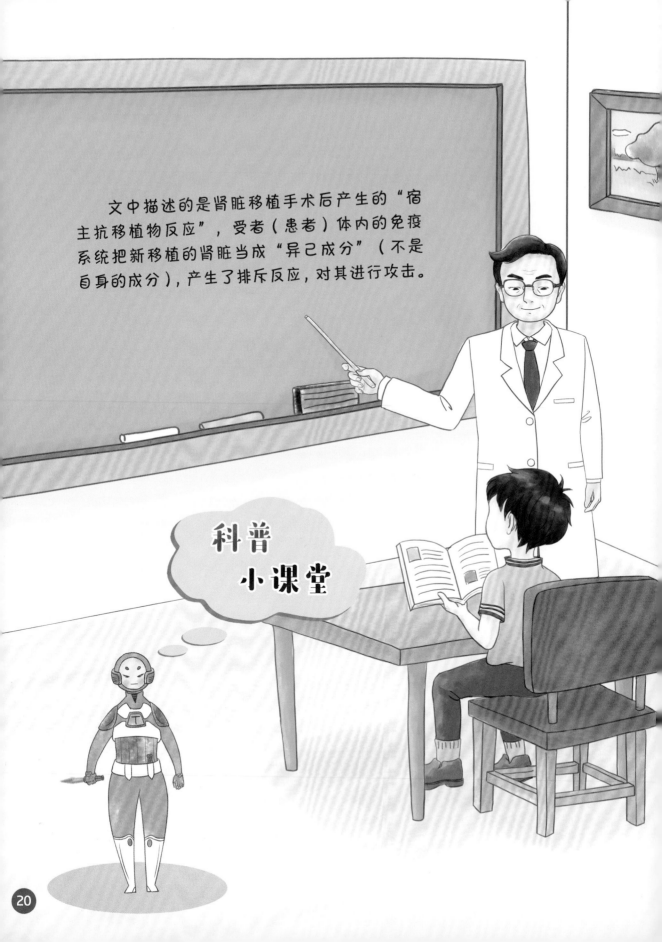

文中描述的是肾脏移植手术后产生的"宿主抗移植物反应"，受者（患者）体内的免疫系统把新移植的肾脏当成"异己成分"（不是自身的成分），产生了排斥反应，对其进行攻击。

科普小课堂

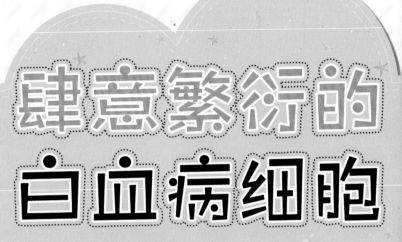

肆意繁衍的白血病细胞

文 / 吴逢英

图 / 赵义文　朱航月　纪小红

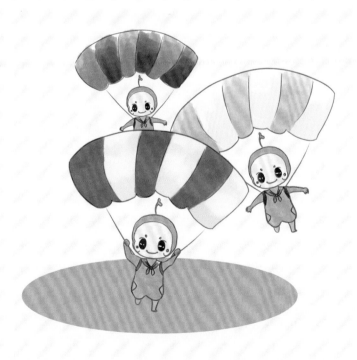

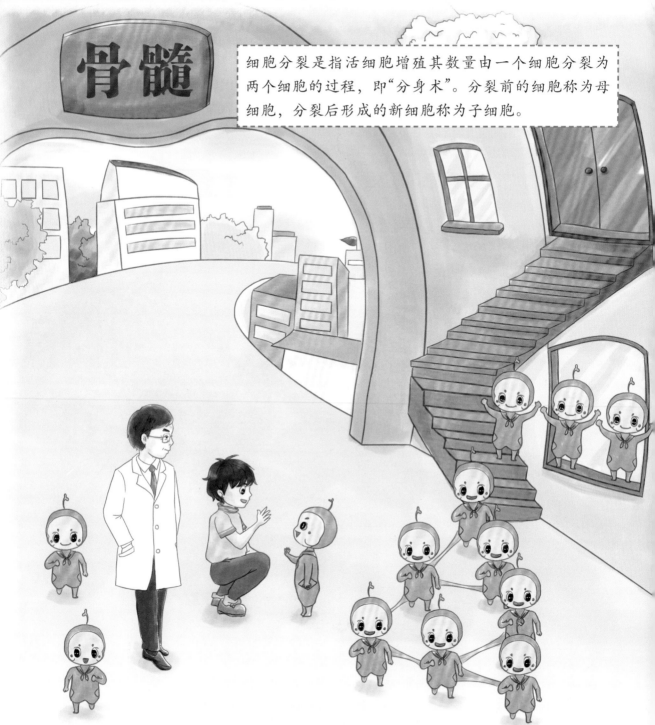

细胞分裂是指活细胞增殖其数量由一个细胞分裂为两个细胞的过程，即"分身术"。分裂前的细胞称为母细胞，分裂后形成的新细胞称为子细胞。

骨髓

新　叶：你好！我是新叶，请问这是哪里呀？

小　圆：你好，新叶！我是小圆，这里是骨髓，住着千千万万个像我这样的造血干细胞。我们这里的细胞居民每个都有"分身术"，可以不断地变化出很多个自己。

王教授：它们是一个变成两个，两个变成四个，四个变成八个……这叫细胞分裂。

新　叶：这个速度真是惊人呀！

细胞分化是指同一来源的细胞逐渐产生出形态结构、功能特征各不相同的细胞类群的过程，即"变身术"。

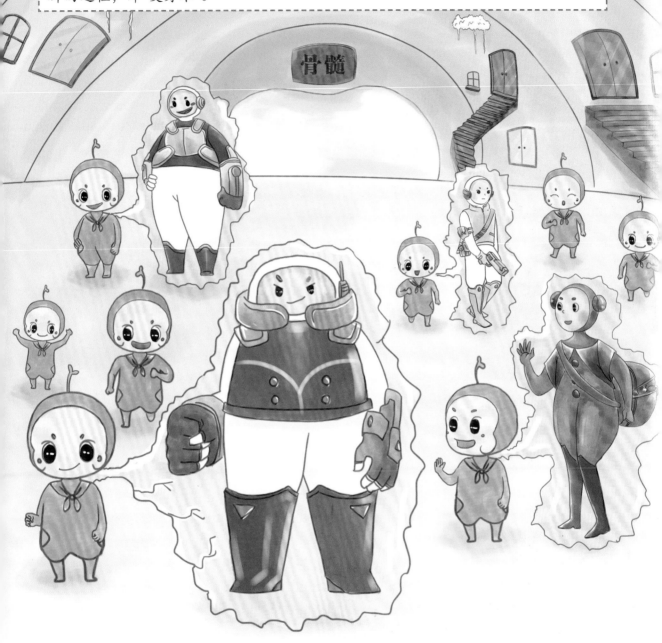

新　叶：你看呀教授，造血干细胞不仅有"分身术"，还会"变身术"呀！

王教授：是呀，它们可以分化成为各种各样的细胞，包括红细胞、中性粒细胞、单核细胞、巨噬细胞、淋巴细胞等。它们长大后会到达人体各处发挥各自的功能。

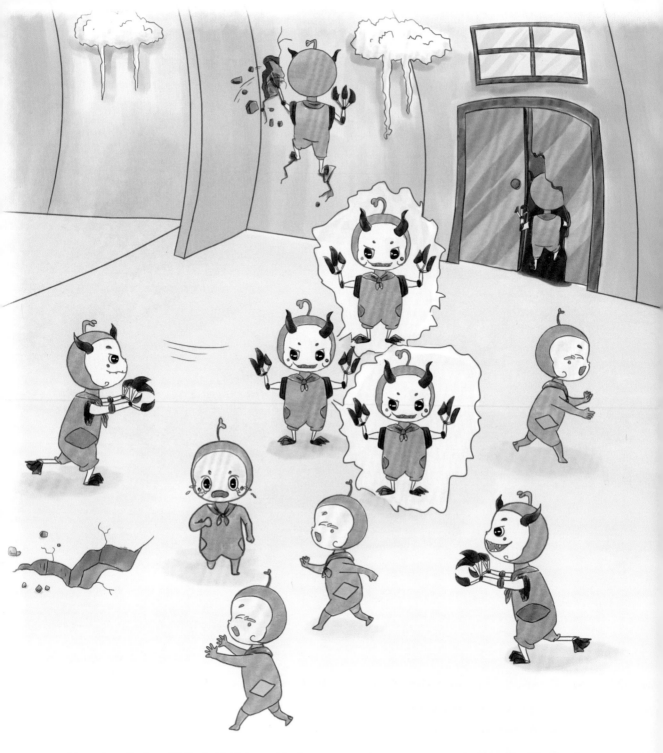

新　叶：天呐！那些小怪物好可怕呀！

王教授：那些怪物是白血病细胞，是由造血干细胞异常分裂增殖造成的。它们在骨髓里不断增殖堆积，妨碍正常造血干细胞的造血和分化功能。

小　圆：我们该怎么办呢？

王教授：不用担心，化疗可以消灭它们。

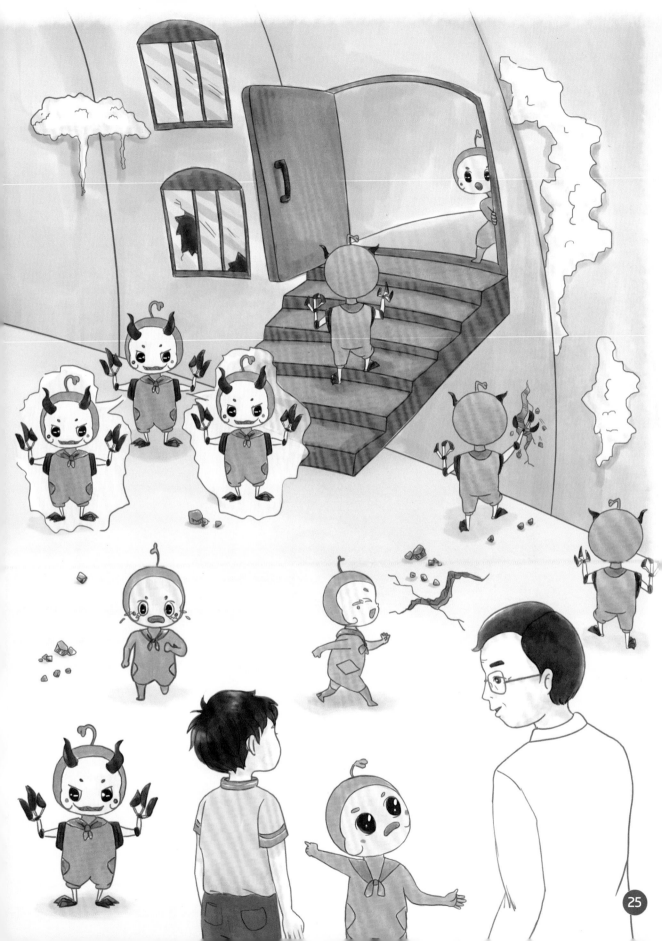

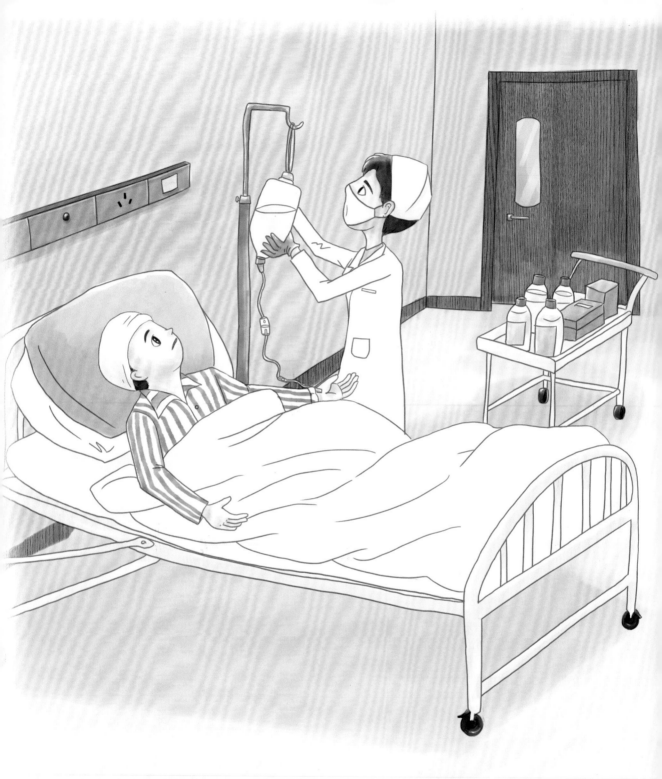

新　叶：什么是化疗？

王教授：化疗是通过使用化学治疗药物杀灭癌细胞，以达到治疗目的的一种治疗
　　　　手段。化疗药物会随着血液循环到达绝大部分器官和组织。我们现在就
　　　　去骨髓里看一看。

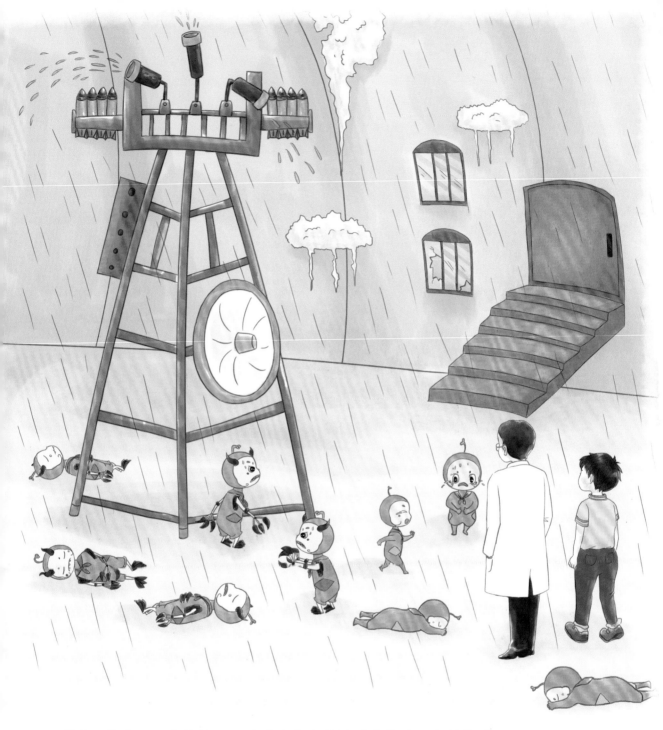

王教授：你看！化疗药物可以通过这个发射塔到达骨髓，发挥作用。

小　圆：王教授，我好难受啊！（小圆被药水淋到后很痛苦）

新　叶：这是怎么了？

王教授：化疗所用的药物在杀死白血病细胞的同时，也伤害了正常细胞。

新　叶：还有别的办法吗？

王教授：别急，我们还可以采用靶向药物治疗！

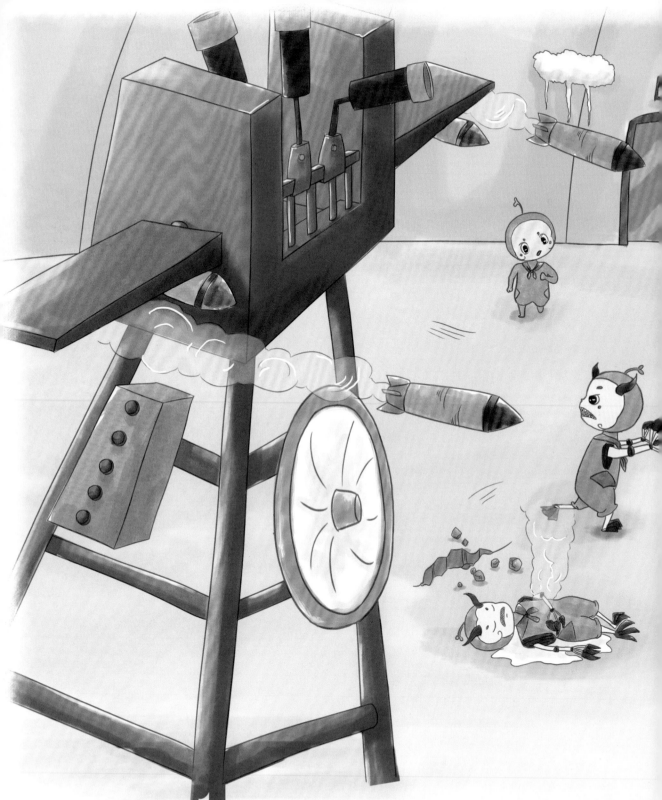

新　　叶：这个导弹太厉害了！

王教授：是的，靶向药物就像导弹一样，可以定向杀死白血病细胞，并且不会伤
　　　　害到造血干细胞。

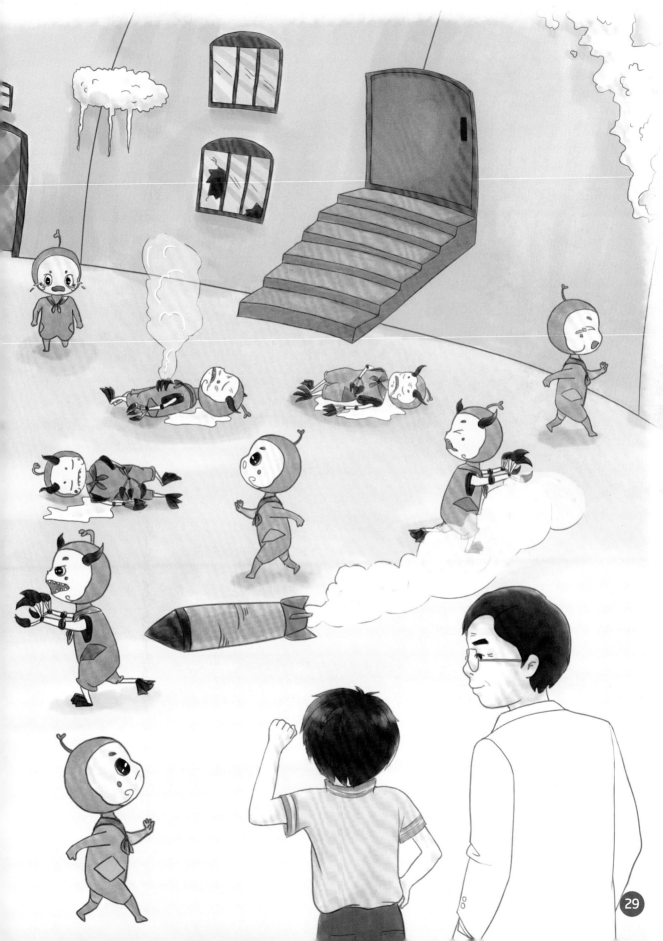

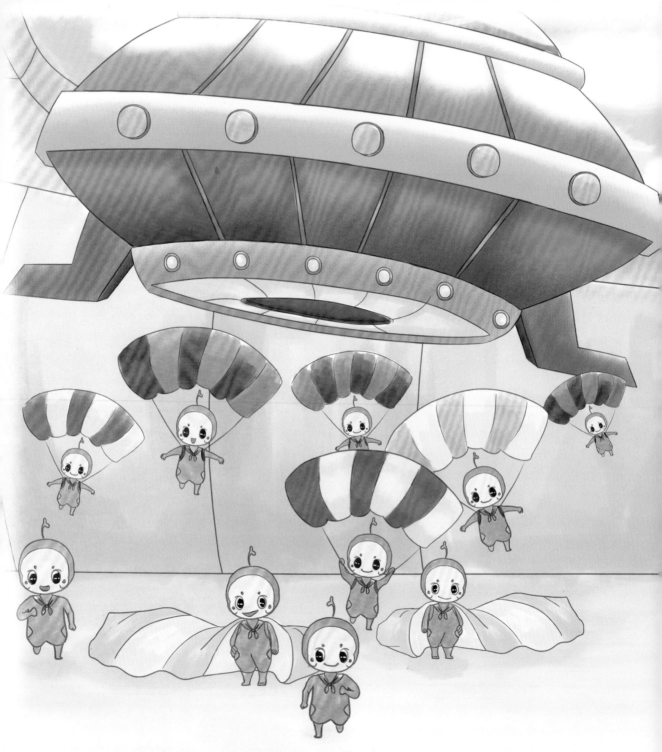

新　　叶：骨髓里面来了好多的造血干细胞。

王教授：这是造血干细胞移植，是我们的终极武器。它可以和残余的白血病细胞
　　　　继续战斗，也可以替代受损的造血干细胞发挥正常的造血功能，重建美
　　　　好的骨髓家园。

新　　叶：太好了！看来人体王国有救了。

造血干细胞移植就是将来自供体（与受体人类白细胞抗原及血型配型相同的人）的造血干细胞输入受体（即患者）体内。通过其多向分化能力和无限增殖能力重建正常的骨髓造血环境，从而发挥正常的造血功能和免疫功能。

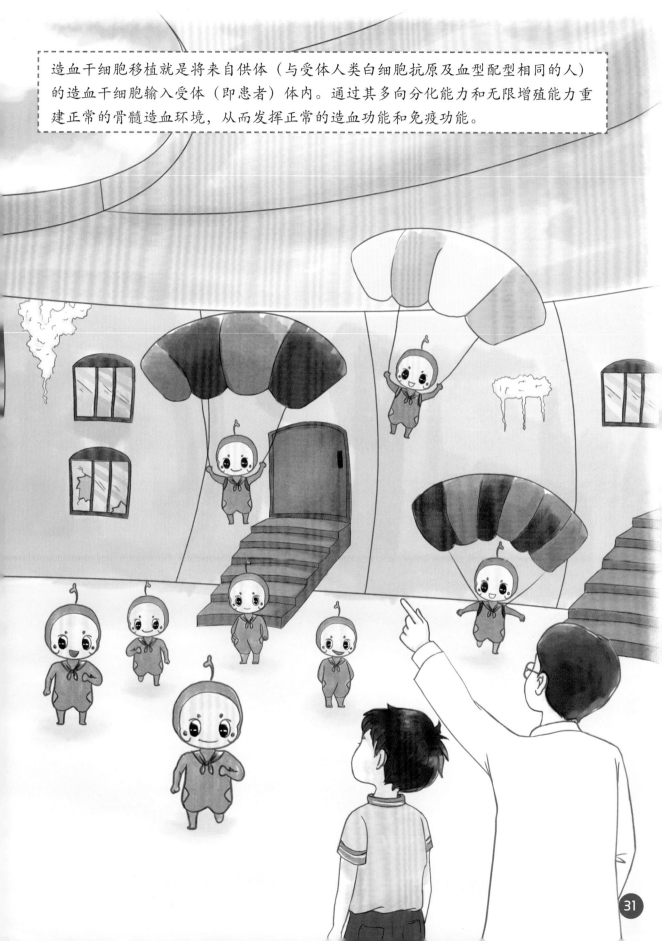

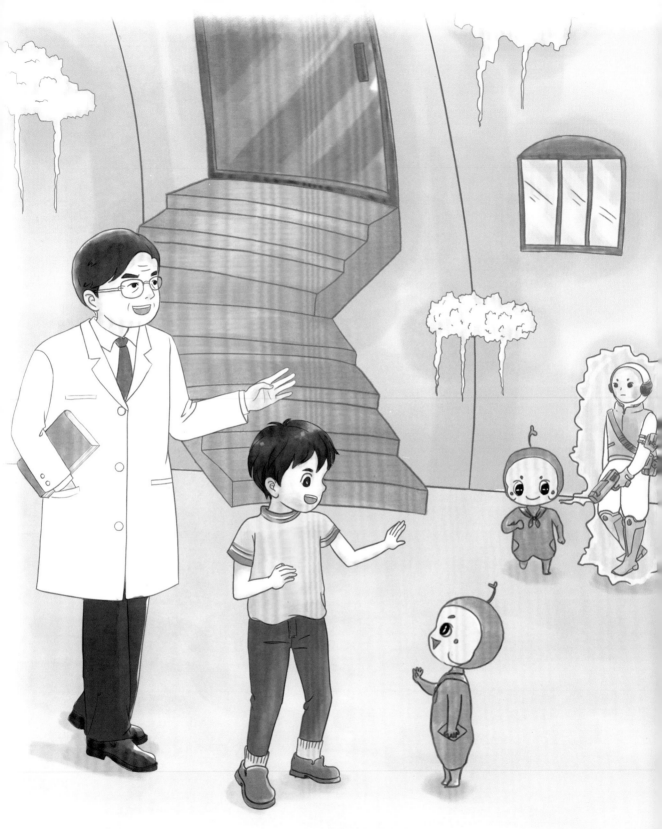

小　　圆：太谢谢你们了！我们这边终于恢复正常了。

新　　叶：不用客气，我要继续旅行啦，再见！

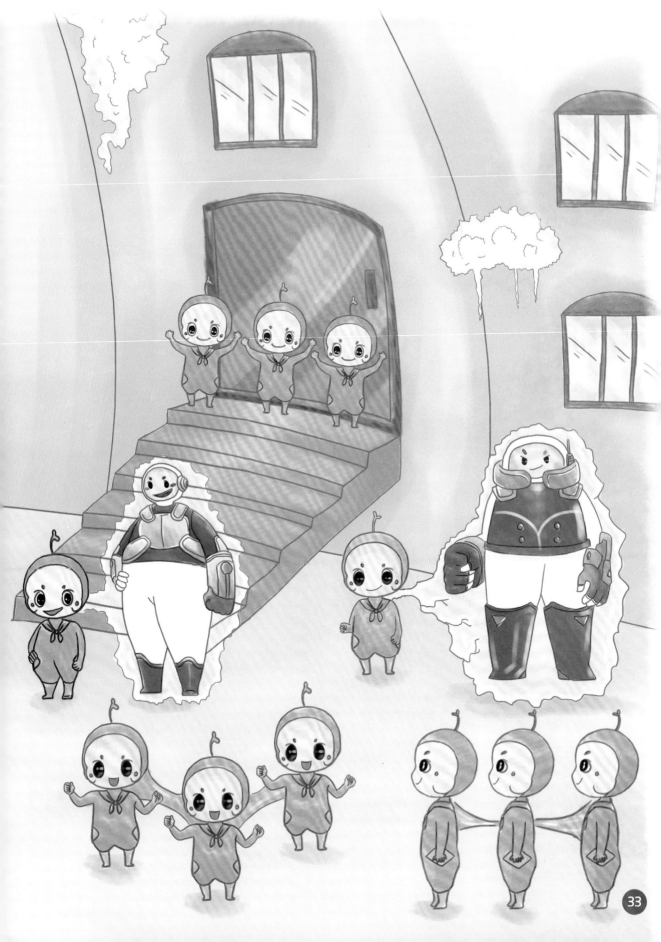

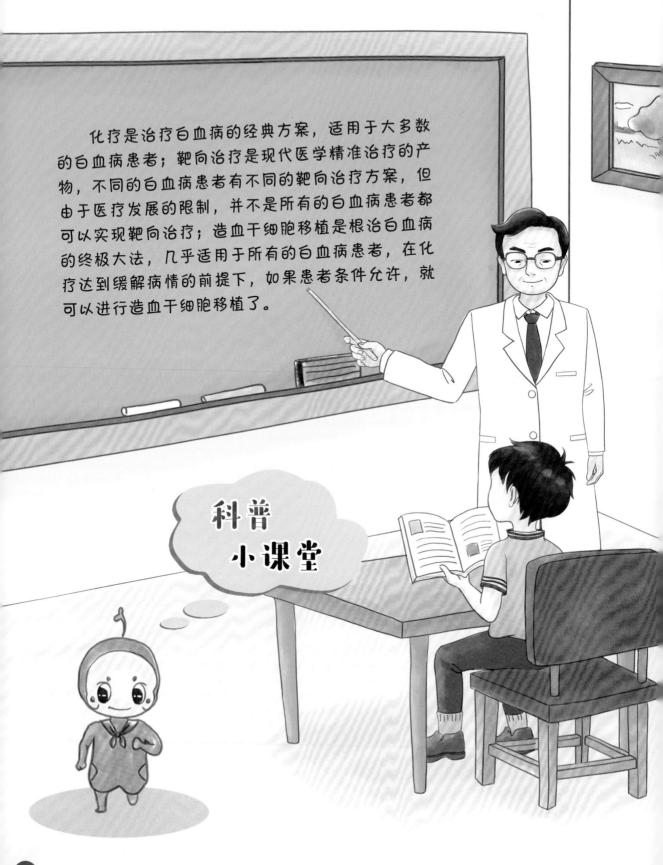

化疗是治疗白血病的经典方案，适用于大多数的白血病患者；靶向治疗是现代医学精准治疗的产物，不同的白血病患者有不同的靶向治疗方案，但由于医疗发展的限制，并不是所有的白血病患者都可以实现靶向治疗；造血干细胞移植是根治白血病的终极大法，几乎适用于所有的白血病患者，在化疗达到缓解病情的前提下，如果患者条件允许，就可以进行造血干细胞移植了。

科普
小课堂

一个没有活力的王国

文 / 王文鑫
图 / 王佳易　朱航月　纪小红

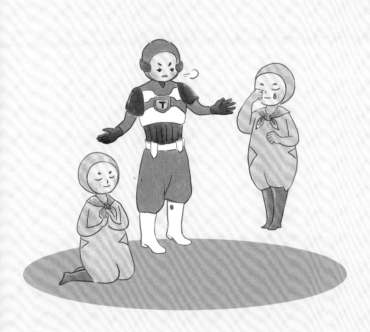

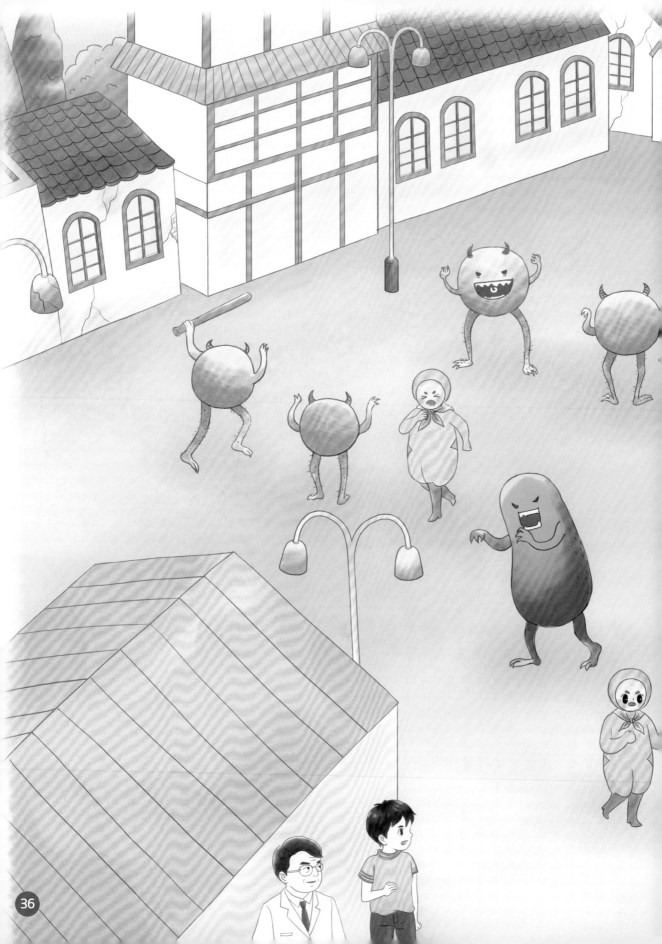

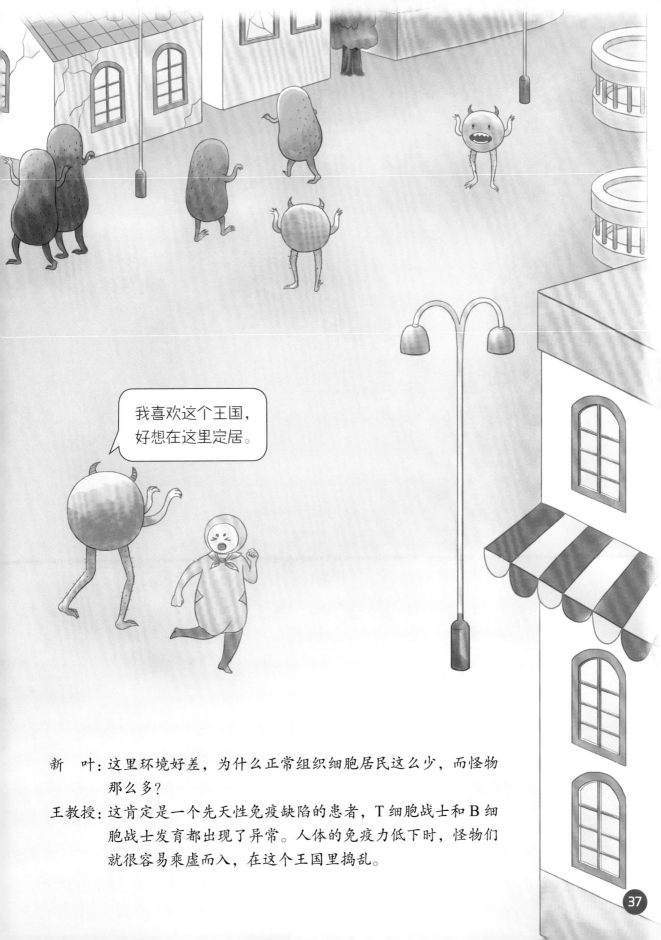

新　　叶：这里环境好差，为什么正常组织细胞居民这么少，而怪物
　　　　那么多？

王教授：这肯定是一个先天性免疫缺陷的患者，T细胞战士和B细
　　　　胞战士发育都出现了异常。人体的免疫力低下时，怪物们
　　　　就很容易乘虚而入，在这个王国里捣乱。

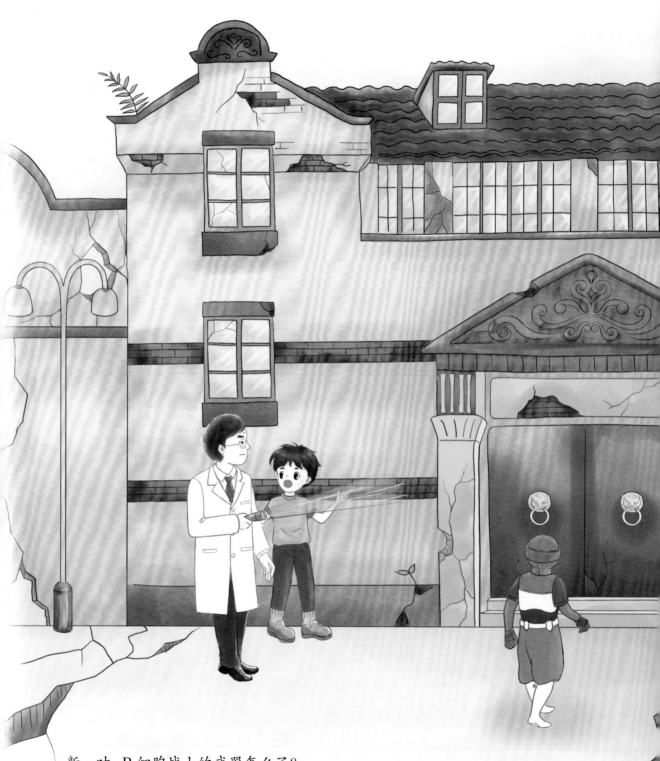

新　叶：B细胞战士的武器怎么了？

王教授：这个王国的免疫细胞战士的发育有缺陷，属于先天的问题，跟遗传物质不好有关。免疫细胞战士的数量少，而且功能有缺陷，战斗力弱。我带你去一个地方看看。

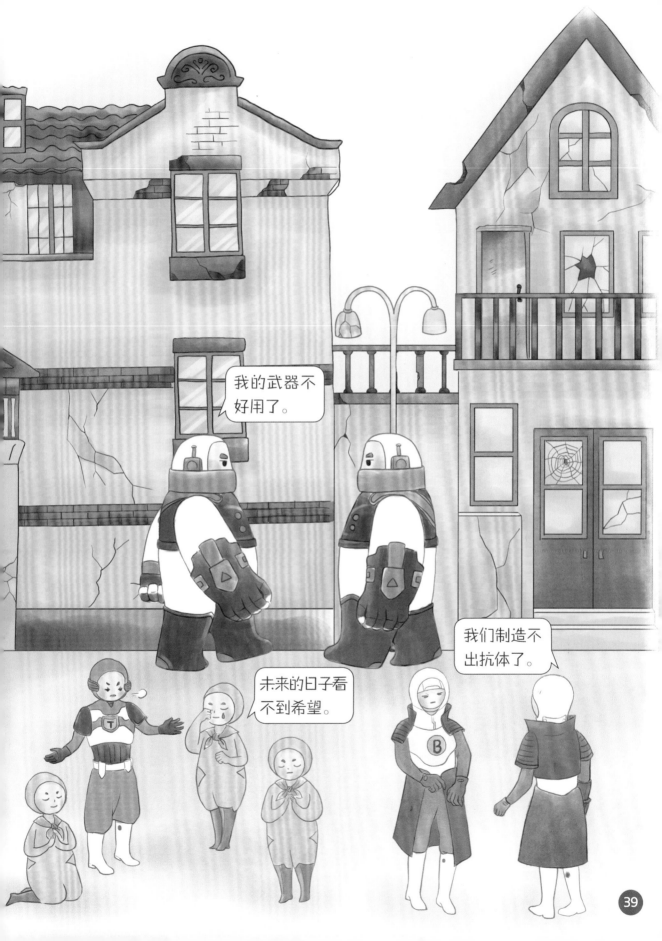

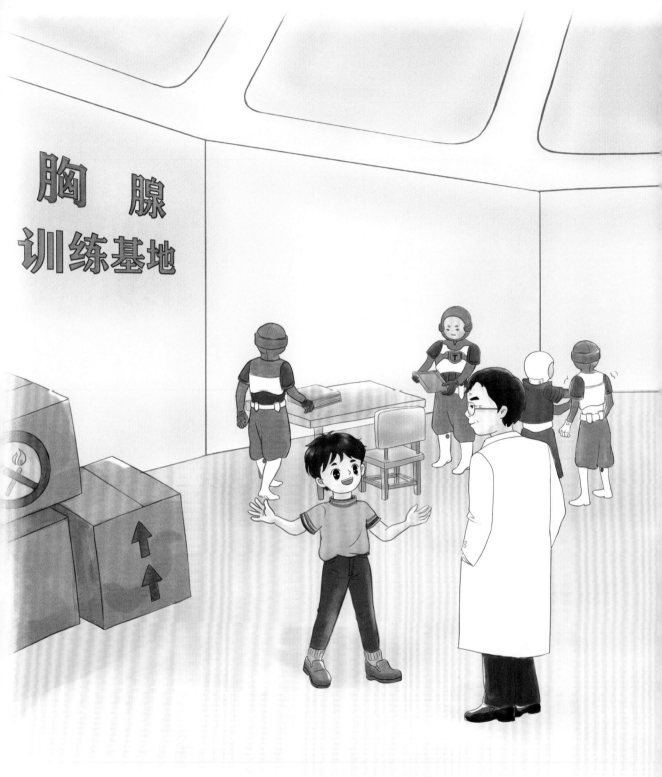

新　叶：那是 T 细胞战士吗？怎么比我们以前见到的瘦小？

王教授：胸腺是 T 细胞战士发育成熟的地方，为 T 细胞战士的发育成熟提供营养
　　　　和环境。你看这个胸腺这么小，不能为 T 细胞战士的发育成熟提供适宜
　　　　的环境，所以 T 细胞战士的数目很少。同样，B 细胞战士在骨髓、脾脏、
　　　　淋巴结中也会发育成熟异常。

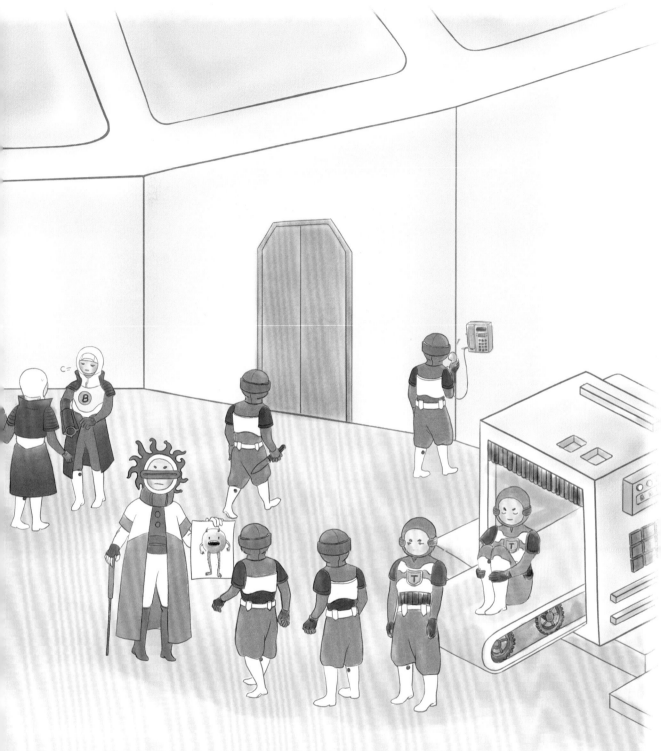

新　叶：唉！这些免疫细胞战士这么瘦弱，有的战士又没有武器，怎么能打败怪物呢？

王教授：因为这是一位先天性免疫缺陷患者，所以没有特别理想的办法。但是可以尝试一些提高免疫细胞战士战斗力的方法，比如，使用抗体，运用免疫增强，或者进行免疫重建等，我们现在就去试试。

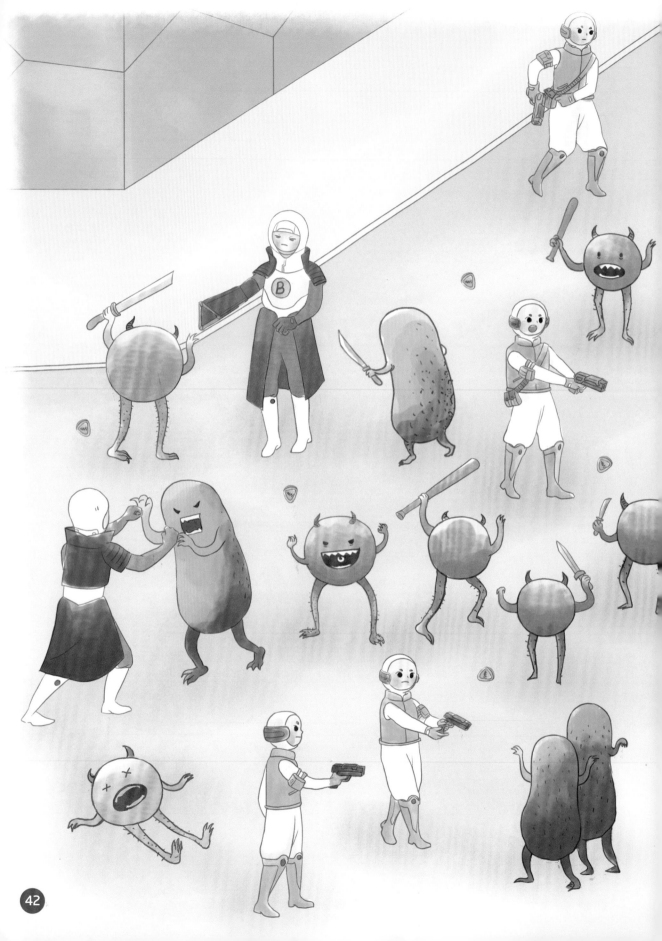

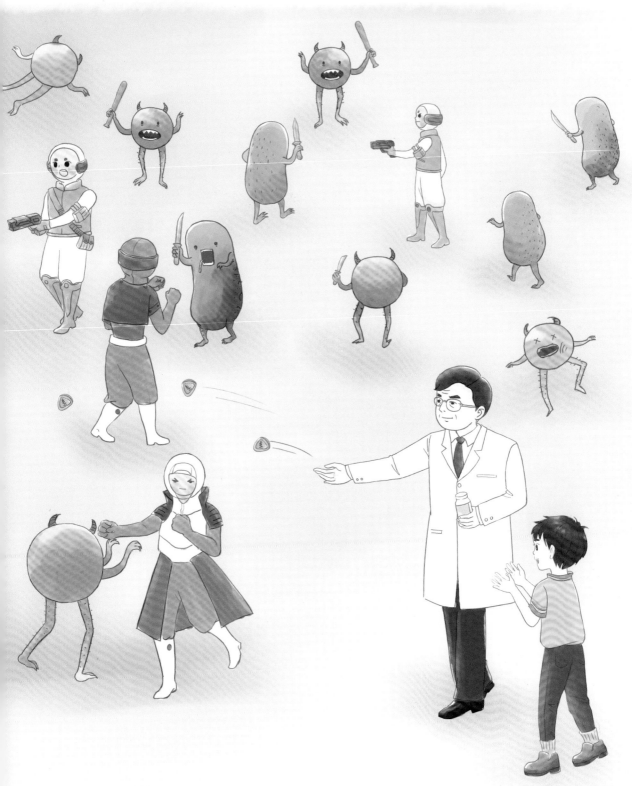

新　叶：这是什么秘密武器？

王教授：这是免疫球蛋白，可以协助免疫细胞战士消灭病毒和细菌怪物，主要用
　　　　于以 B 细胞战士发育异常为主的免疫缺陷患者。

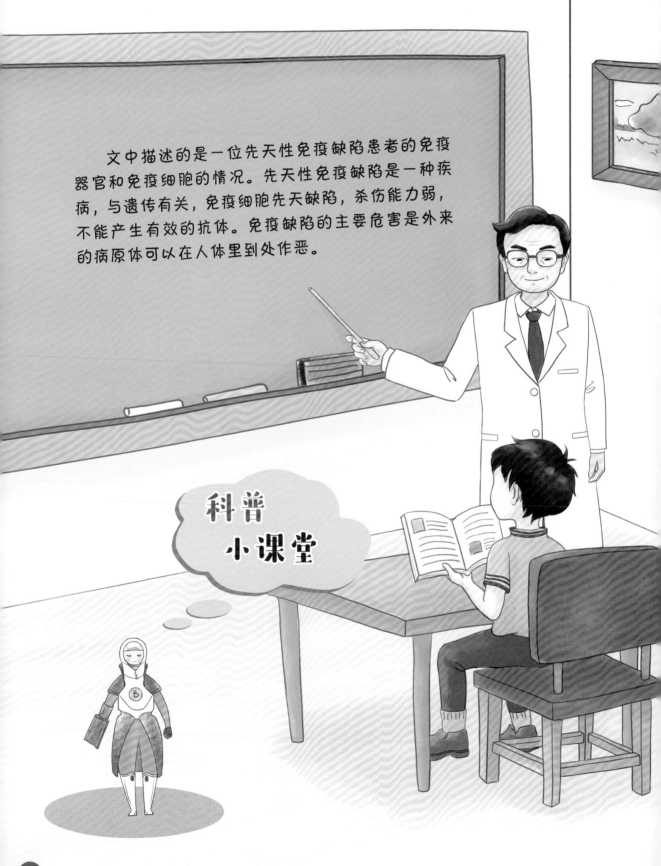

文中描述的是一位先天性免疫缺陷患者的免疫器官和免疫细胞的情况。先天性免疫缺陷是一种疾病，与遗传有关，免疫细胞先天缺陷，杀伤能力弱，不能产生有效的抗体。免疫缺陷的主要危害是外来的病原体可以在人体里到处作恶。

科普
小课堂

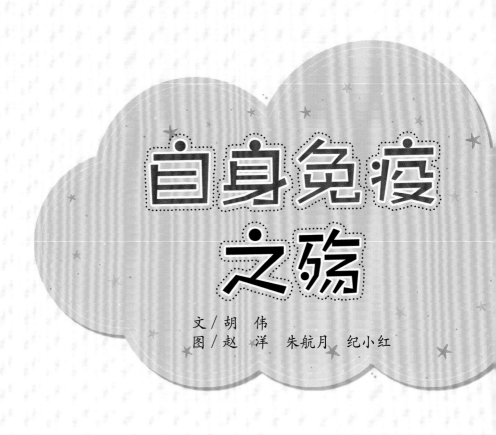

自身免疫之殇

文／胡　伟

图／赵　洋　朱航月　纪小红

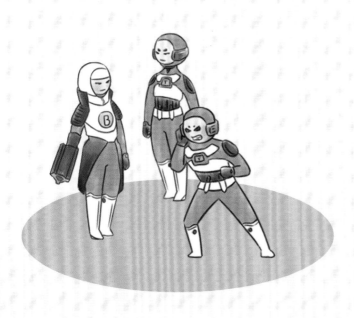

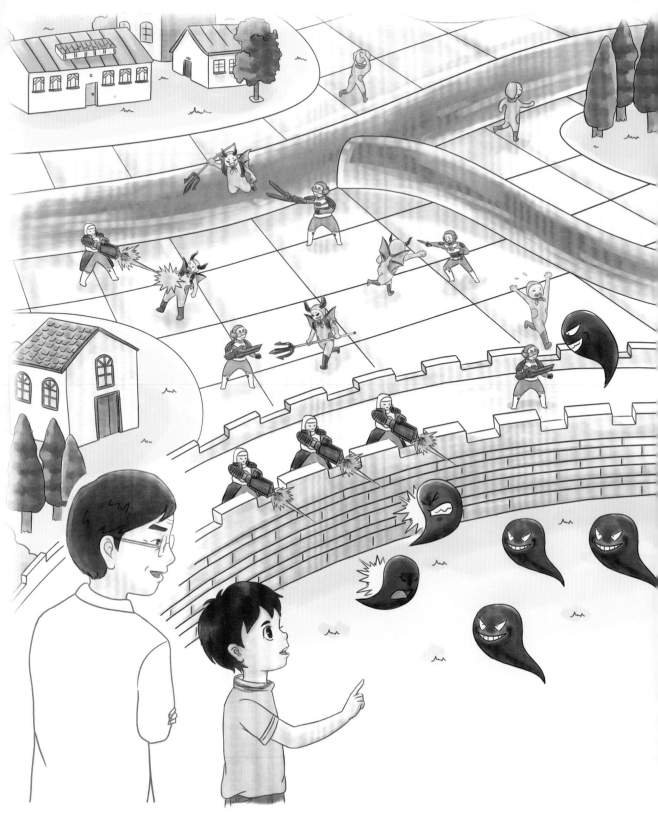

新　叶：王教授，机体的免疫系统既能抵御细菌、病毒怪物的入侵，又可以与癌
　　　　细胞怪物做斗争，那是不是免疫功能越强越好呢？

王教授：新叶小朋友，并非如此哦，你先想一想免疫系统的三大功能是什么？

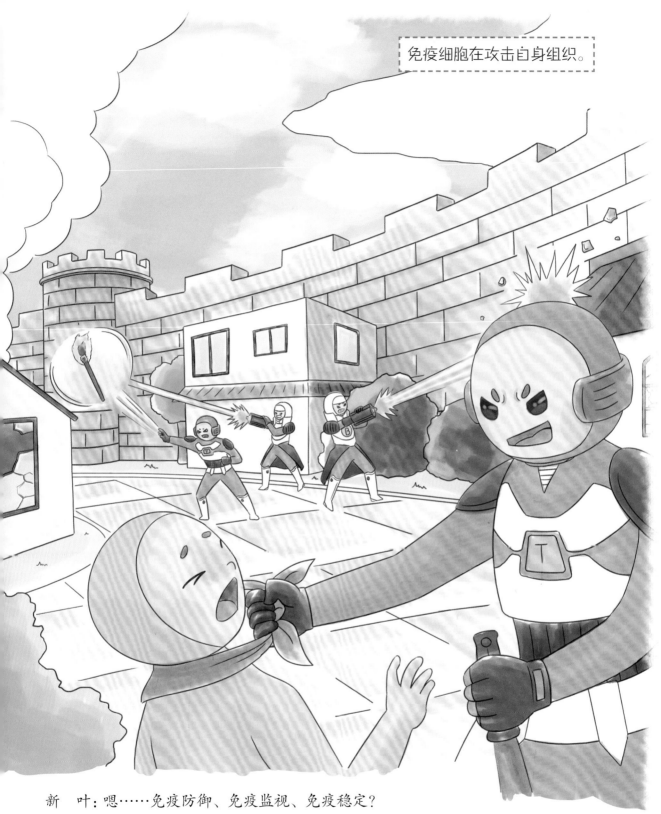

免疫细胞在攻击自身组织。

新　叶：嗯……免疫防御、免疫监视、免疫稳定？

王教授：如果没有免疫稳定的功能，免疫功能就会不受控制地过度活化或者异常
　　　　活化，从而攻击人体的正常组织，产生病理反应，这就会引起自身免疫
　　　　性疾病，你看那边！

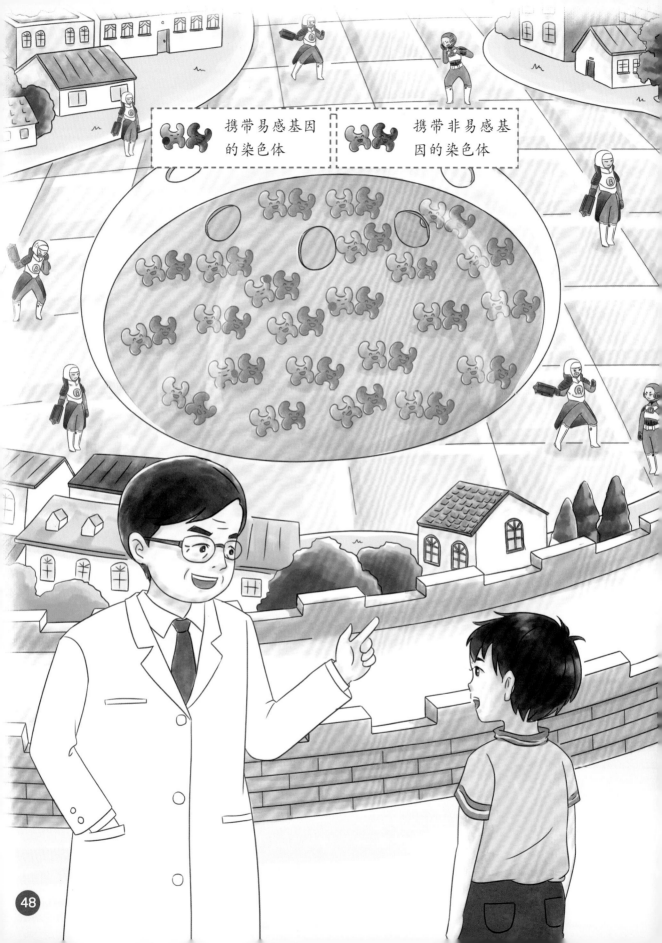

携带易感基因的染色体

携带非易感基因的染色体

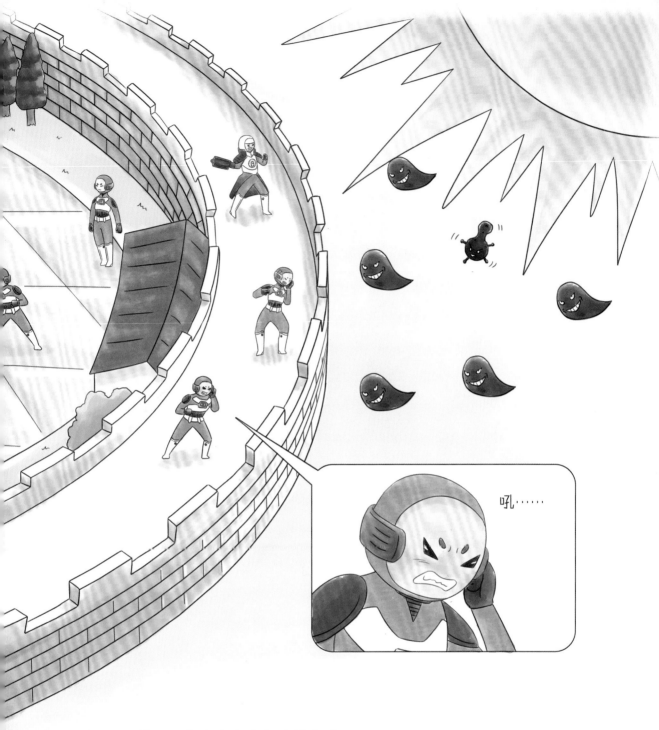

吼……

新　叶：什么情况下会发生自身免疫性疾病呢？

王教授：一般来说，既有先天的因素，又有后天的影响。

新　叶：具体怎么说呢？

王教授：这就像我们所看到的那样，透明小圆房里携带有易感基因的染色体就是先天因素，城墙外的体外危险因素等就是后天的影响因素，这些因素都可能引起正常的 T、B 细胞战士的"叛变"。

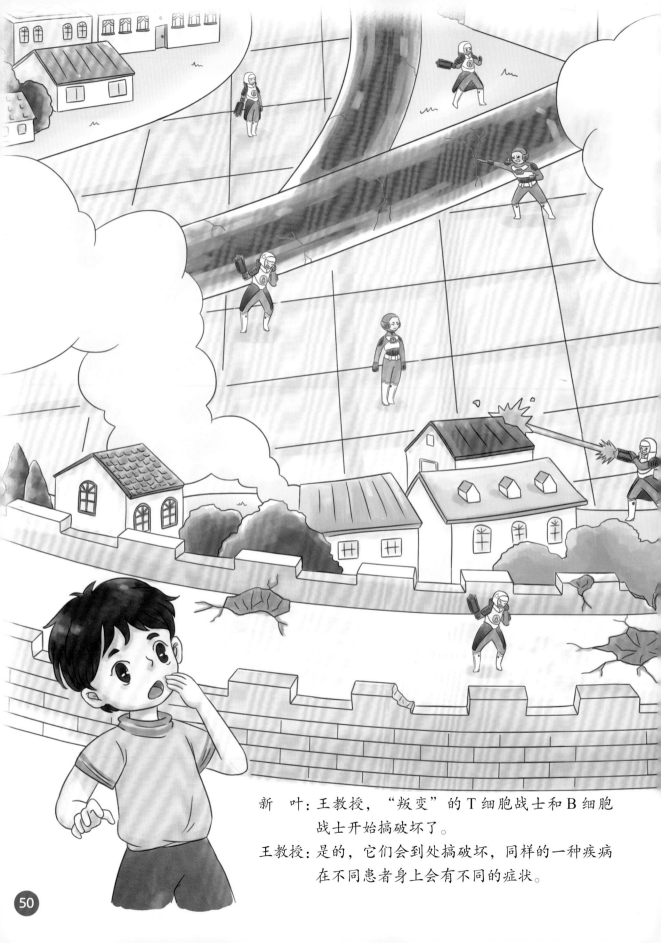

新　　叶：王教授，"叛变"的 T 细胞战士和 B 细胞
　　　　　战士开始搞破坏了。

王教授：是的，它们会到处搞破坏，同样的一种疾病
　　　　　在不同患者身上会有不同的症状。

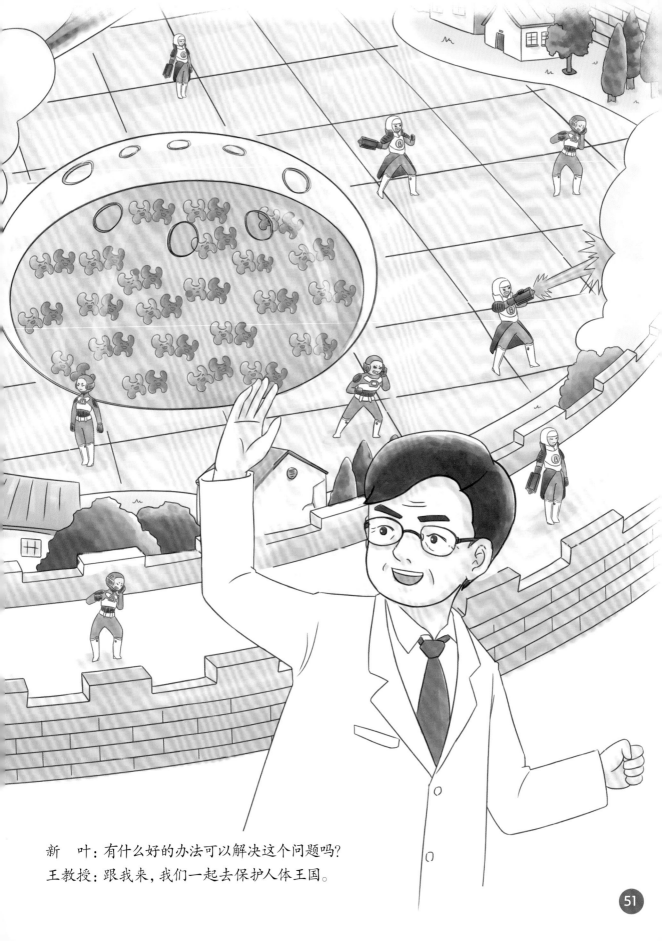

新　叶：有什么好的办法可以解决这个问题吗？
王教授：跟我来，我们一起去保护人体王国。

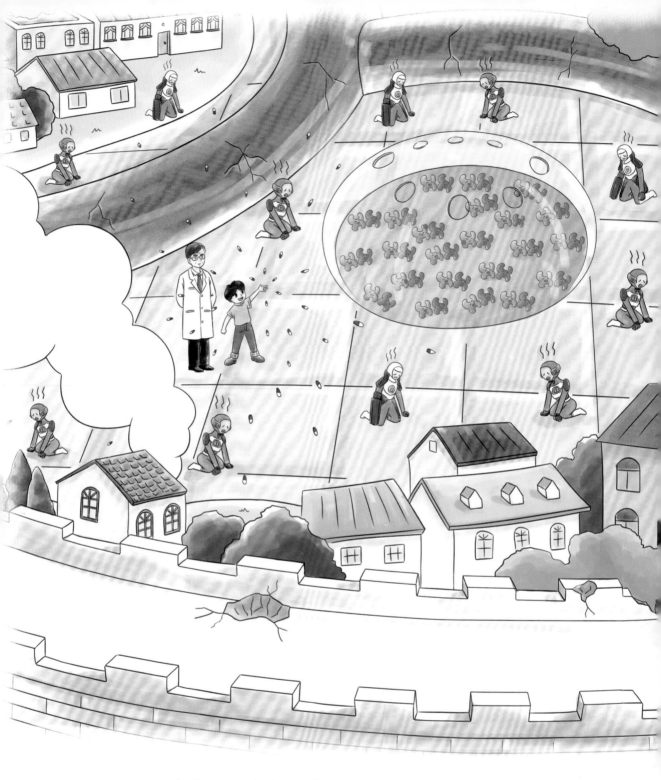

王教授：新叶，拿着这些红色药丸去帮助它们吧！

新　叶：好的，我这就给它们送去。王教授，这是什么药物呀？有什么作用呢？

王教授：这是免疫抑制剂，它能够降低机体免疫反应，治疗自身免疫性疾病。

新　叶：可是那边正常的 T、B 细胞战士怎么也晕了呢？

王教授：这是免疫抑制剂的不良反应。

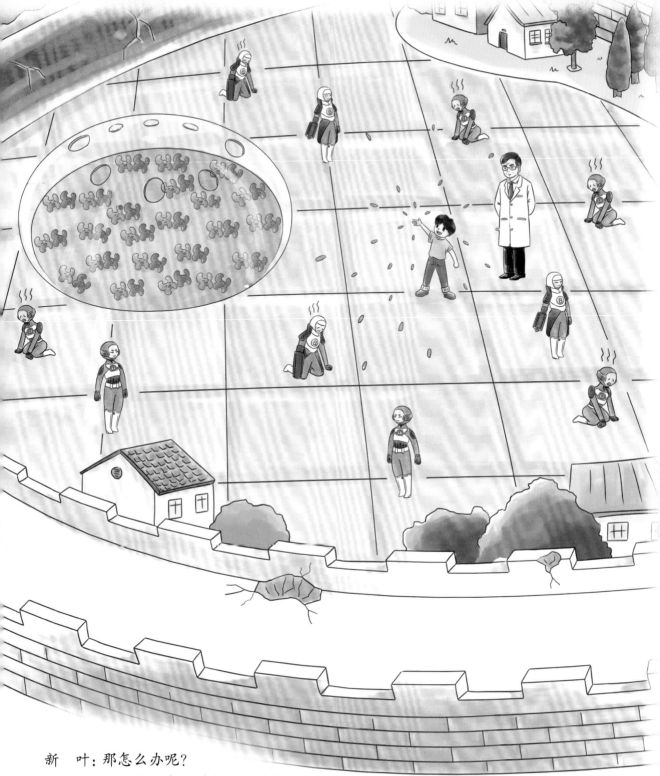

新　叶：那怎么办呢？

王教授：把这些绿色的药物送给它们吧！

新　叶：这又是什么呢？

王教授：这是科学家研制的特异性更强的靶向治疗药物，治疗效果好，不良反应少，对正常的免疫细胞战士几乎没有影响。

新　叶：哇，我也要努力成为科学家，更好地保护我们的免疫细胞战士！

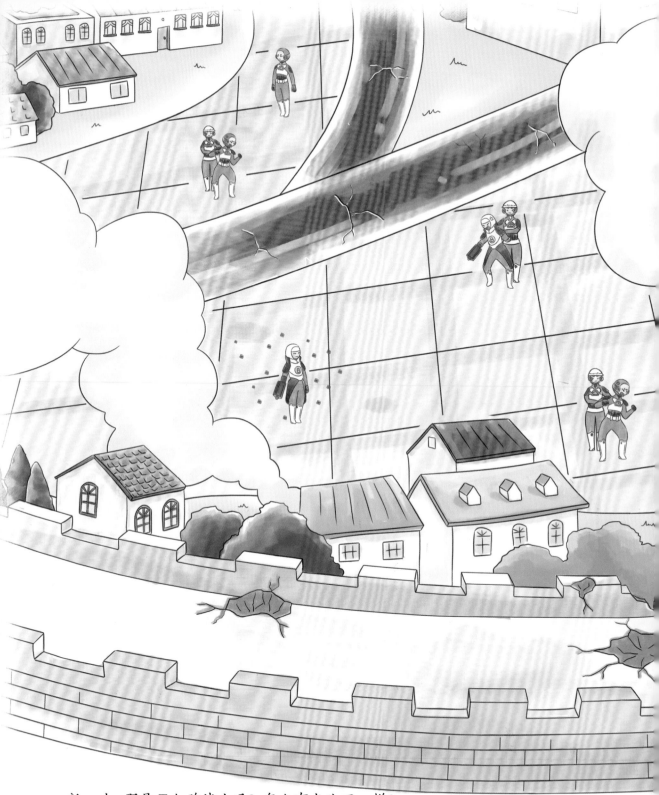

新　叶：那是 T 细胞战士吗？怎么有点儿不一样？

王教授：这是调节性 T 细胞，可以限制免疫系统的过度活化和异常活化，维持免
　　　　疫功能的稳定。

新　叶：人体真的好奇妙啊！

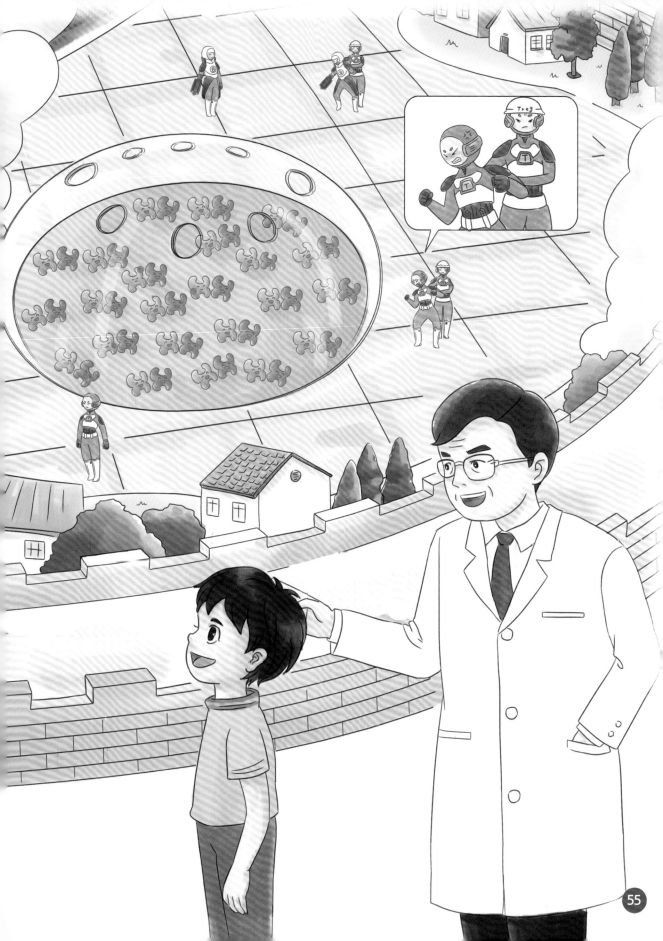

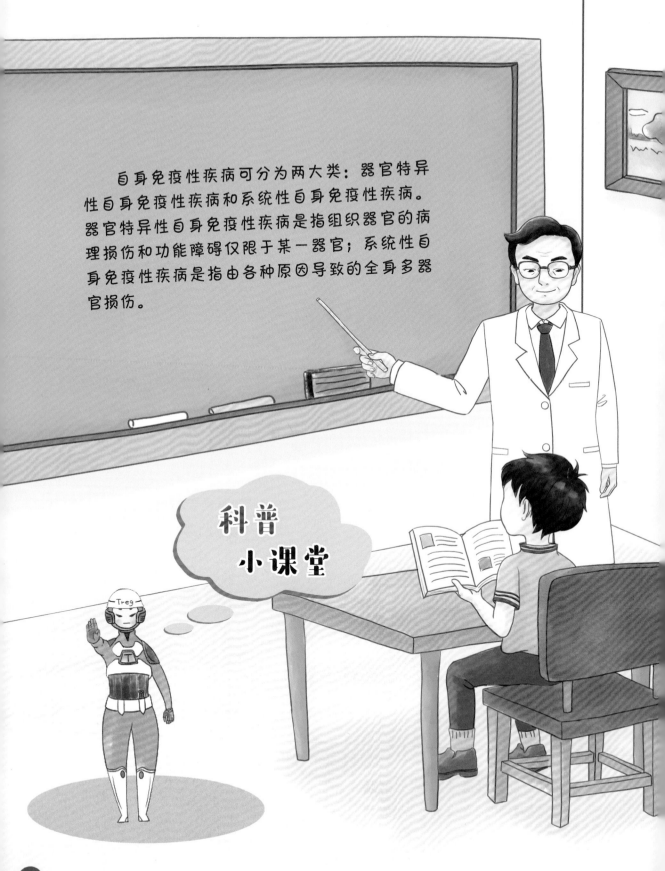

自身免疫性疾病可分为两大类：器官特异性自身免疫性疾病和系统性自身免疫性疾病。器官特异性自身免疫性疾病是指组织器官的病理损伤和功能障碍仅限于某一器官；系统性自身免疫性疾病是指由各种原因导致的全身多器官损伤。

科普
小课堂